AF384406

OBSERVATIONS

SUR

L'HOMOEOPATHIE.

PARRIS. — Imprimerie de BOURGOGNE et MARTINET successeurs de LACHEVARDIÈRE,
rue du Colombier, 3e.

OBSERVATIONS

SUR

L'HOMOEOPATHIE.

PAR

Un Homme qui n'est pas Médecin.

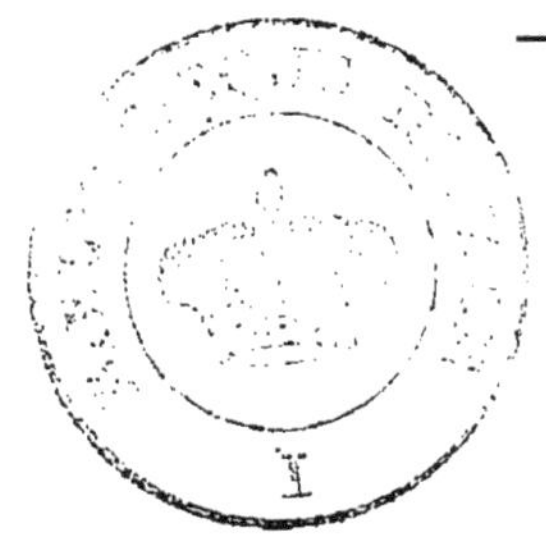

PARIS,

J.-B. BAILLIÈRE, LIBRAIRE,

RUE DE L'ÉCOLE-DE-MÉDECINE, 13 *bis*.

LONDRES,

MÊME MAISON, 219, REGENT-STREET.

SAINT-PÉTERSBOURG,

FD. BELLIZARD ET CO, LIBRAIRES DE LA COUR.

1835.

INTRODUCTION.

Une guerre intestine est au camp d'Hippocrate;
un novateur a surgi, il attaque les vieilles maxi-
mes, il ne laisse pas subsister un seul aphorisme;
il dit que la science a été de l'ignorance, que les
lois de la nature n'ont pas été reconnues, que
l'art de guérir se traîne depuis plus de deux mille
ans dans les ornières de la même routine, que la
médecine est restée conjecturale, qu'elle ne
repose sur aucun principe logique, que les divers
systèmes qui se renversent et se succèdent sont
une preuve de l'erreur.

Cet esprit novateur est-il un de ces hommes
entraînés par la tendance du siècle à condamner
le passé sans examen et sans justice? veut-il détruire sans rien édifier? Ennemi de l'erreur, a-t-il
su trouver la vérité? ou bien est-il un de ces

esprits superficiels assez instruits pour trouver combien sont faibles les bases des doctrines médicales, mais en même temps assez peu réfléchis pour les attaquer sans savoir encore ce qui pourra leur être substitué? On pourrait croire qu'il en est ainsi en voyant les médecins les plus célèbres traiter le docteur Hahnemann comme un visionnaire et dire que son système est du charlatanisme. Et cependant qu'est le docteur Hahnemann? C'est un homme qui avait acquis, il y a déjà plus de quarante ans, de la réputation comme médecin; praticien exercé, observateur exact et profond, son esprit avait été habitué à l'observation par l'étude des sciences qui sont d'un si grand secours à la médecine, la chimie et la botanique.

Il avait appris de bonne heure à comprendre combien il faut observer avec soin tous les phénomènes de la nature organique pour parvenir à en reconnaître les lois. Il avait été conduit par cette voie de l'observation à la conviction que la même méthode devait être appliquée aux recherches que doit faire le médecin sur la nature de l'homme. En effet, placé comme il l'est à la tête du règne supérieur de la création, l'homme jouit d'un principe vital plus développé et par conséquent plus complexe. Les phénomènes que présente son organisation sont donc plus variés, plus nombreux, et ils devraient devenir un moyen de mieux saisir les lois auxquelles son existence est soumise. Il n'en est cependant pas ainsi. Une des conditions du développement plus parfait de l'homme et de la situation plus élevée dans laquelle il se trouve placé, est de le mettre en contact avec les élémens qui l'entourent; il leur est supérieur, et cependant cette supériorité n'est que le produit de l'action combinée que tous exercent sur lui. Le mouvement de son intelligence et la puissance qu'elle lui donne viennent encore accroître le contact naturel et multiplier les phénomènes. Ainsi les matériaux d'observation augmentent; mais, dans la même proportion, augmente la difficulté de les saisir tous, et de distinguer les lois qui président à une existence si puissante d'action et soumise à son tour à de si nombreux agens de réaction. Une plante ne dépend que de la latitude et de la qualité du terroir; privée de force locomotive, elle vit ou elle meurt, elle prospère ou végète, selon que ces deux élémens lui sont favorables ou contraires. Une très simple observation suffit pour conduire l'homme à reconnaître quel sera le terrain le plus favorable à la plante qu'il veut soigner, et ses soins parviendront à la fortifier, à l'embellir et à donner à sa durée tout le temps que la nature lui a marqué. Comparez une campagne agreste et sauvage à celle que les mains de l'homme ont soignée, et vous verrez combien son intelligence sait donner plus de force et de charme à la nature.

Comparez ensuite une population riche de tous les développemens que donnent la culture de l'intelligence et les progrès d'une civilisation avancée, à la population plus simple qui ne vit que des travaux de l'agriculture, et voyez comme cette dernière est supérieure en santé et en force physique à la première. Cette différence prouve que le mouvement moral de l'homme et le frottement d'une population trop serrée changent les conditions de la santé. Si donc les phénomènes naturels déjà si nombreux de la vie de l'homme rendent plus difficile l'observation des lois qui règlent les rapports de son existence avec tous les élémens au milieu desquels il se trouve placé, il est facile de comprendre combien ces rapports sont multipliés et modifiés par l'activité d'un grand mouvement social.

L'étude que le médecin doit faire se complique donc de la complication même que produit l'existence sociale. Il doit étudier les lois simples et naturelles du principe de la vie et de celui de la destruction ; il doit ensuite étudier combien et comment ces lois peuvent être altérées et modifiées par tout ce qui agit sur l'homme placé au milieu d'une société active, remuante, peu réglée dans ses goûts et dans ses usages. La même maladie pourra-t-elle être traitée de la même

manière quand les individus qui en sont attaqués se trouveront placés dans des conditions
d'existence entièrement différentes? Serait - il
même possible de croire qu'elle pût se manifester
par une entière identité de symptômes? Le médecin ne devra-t-il tenir aucun compte de cette
différence? et s'il doit en tenir compte, comment
peut-il le faire, si ce n'est par l'observation la
plus exacte de tous les symptômes?

L'homme a la faculté de vivre sous toutes les
latitudes et d'approprier à son usage toutes les
productions du globe. Sera-t-il possible d'admettre que sa constitution ne soit modifiée ni
par le lieu qu'il habite, ni par les alimens qu'il
emploie, ni par les autres habitudes de sa vie?
La même maladie pourra-t-elle, sous des conditions aussi différentes, se manifester par les
mêmes symptômes et être traitée de la même
manière?

Des individus placés dans les mêmes lieux et
dans les mêmes conditions d'existence diffèrent
cependant entre eux par le tempérament. Il est

impossible qu'il y ait une parfaite identité entre les élémens dont se composent les constitutions individuelles. Ainsi la même maladie devra se manifester par des symptômes différens. Pourrait-elle être traitée de la même manière?

Il existe un phénomène qui paraît prouver, plus que ne le peut faire toute autre observation, la grande différence des constitutions. Deux individus, jouissant également d'une santé parfaite, ayant tous les deux une égale plénitude de vie et de force, sont embarqués; l'un supporte la mer sans éprouver la plus légère indisposition; l'autre est assailli du mal de mer et ne peut supporter un instant le mouvement du vaisseau sans éprouver les plus cruelles angoisses. Il est évident que la base du système nerveux chez ces deux individus est entièrement différente. Attaqués de la même maladie, le mal pourrait-il produire une parfaite identité de symptômes, et être traité de la même manière? La différence du système nerveux, cette base si essentielle du principe vital; ne devra-t-elle pas amener la différence du traitement ? Ainsi l'observation la plus exacte de tous les symptômes paraîtrait devoir être un des premiers principes de l'art de guérir. Hippocrate en fait un précepte. La médecine, dans les premiers âges du monde, ne pouvait en effet procéder que par voie d'observation ; elle était symptomatique. Mais l'esprit d'analyse est venu s'emparer de la masse d'observations antérieures ; il a fait un Code et des Pandectes ; la médecine a ses lois, ses règles et ses principes ; les arrêts sont prononcés en vertu des précédens ; c'est une étude comme celle de la jurisprudence : chaque maladie a été généralisée ; le remède est déterminé d'avance. L'individualité disparaît sous cette forme de science. C'est une espèce de droit romain. Quelques symptômes généraux, qui se retrouvent dans presque toutes les maladies graves, suffisent au médecin pour en déterminer la cause ; cette cause est établie comme un fait indubitable, et le traitement ordonné en conséquence. Le tempérament du malade, son âge, son régime habituel, sa situation morale, tous les élémens enfin qui constituent l'individualité et qui la modifient, sont peu ou point consultés. La règle est faite pour tout le monde ; c'est au malade à s'en accommoder ou à mourir. Le fait est si vrai, que les seuls médecins qui acquièrent de la célébrité sont ceux qui savent s'affranchir des règles de l'école et considèrent chaque maladie comme un cas spécial dont le traitement sera déterminé par le diagnostic qui lui est particulier.

Aucun homme juste et raisonnable ne se permettra certainement d'attaquer ceux qui se vouent à une profession qui impose autant de soins et d'obligations que celle de la médecine. La vie du médecin est une vie d'études, de privations et de dévouement, qui a droit à notre reconnaissance et à notre estime. Mais si le médecin reste recommandable, la forme qui a été donnée à l'art de guérir ne l'est pas ; chaque homme a le droit de l'examiner, de la juger. Quand deux systèmes totalement opposés entrent en lice, et que c'est nous qui devons nous livrer pour servir de preuve au système attaqué ou à la nouvelle doctrine, il doit bien nous être permis de ne pas le faire les yeux fermés. Pour choisir il faut examiner; je vais essayer de le faire.

OBSERVATIONS

L'HOMOEOPATHIE.

Hahnemann, dans sa longue pratique, a reconnu combien sont incertaines les méthodes de guérir enseignées par les écoles. Il a trouvé la classification des maladies inexacte, et l'application des remèdes souvent insuffisante, ou nuisible par leur mélange et leur quantité. Il a senti qu'une science qui ne doit essentiellement se composer que de l'observation des faits, et qui cependant, depuis plus de deux mille ans, reste pour ainsi dire stationnaire, n'est pas sur la bonne voie. En effet la médecine n'a pas su profiter des immenses progrès qu'ont faits les sciences naturelles ; les secours si puissans que pourraient lui donner aujourd'hui la chimie, la botanique et la physique, n'ont rien changé à son corps de doctrine ; toutes ses méthodes sont restées, comme elles l'étaient, incertaines et conjecturales. Hahnemann a donc quitté les vieilles ornières

de l'école ; il s'est remis à observer. Ses défini-
tions sont simples ; une maladie n'est pour lui que
l'ensemble des symptômes par lesquels on recon-
naît comment l'état de santé, qui se trouve l'état
naturel d'une constitution régulière, est altéré ;
la guérison n'est autre chose que la disparition
entière de ces symptômes. Il réprouve la classification des maladies, telle qu'elle est établie par
l'école ; il dit que chaque maladie est un cas
nouveau ; que de même qu'il n'y a pas deux
physionomies parfaitement semblables, deux caractères et deux tempéramens entièrement iden-
tiques, il n'y a pas non plus deux maladies qui
puissent être absolument la même ; que la maladie dans son ensemble est dépendante de tous les
élémens différens qui se réunissent pour composer l'individualité du malade. Il a donné deux
directions parallèles à sa marche, l'observation
du mal et l'étude du remède. L'art de guérir est
pour lui l'application d'un remède bien connu à
un mal bien observé. La partie fixe de ce système est celle du remède ; son essence est inva-
riable. La partie variable à l'infini, qui ne peut
d'avance être soumise à aucune classification, est
celle de la maladie. C'est le sujet de la plus constante et de la plus minutieuse observation.

Hahnemann n'impose pas son système par une forme dogmatique; il dit à ses adversaires : « Es- » sayez, voyez et jugez ; vous reconnaîtrez alors » comme moi et avec moi des faits positifs , qui » vous montreront les lois d'après lesquelles agit » la nature; leurs causes sont un mystère pour » notre intelligence; mais les faits sont sous vos » yeux , et nous ne pouvons pas nous refuser à » l'évidence. »

Les deux principes qui servent de base au système de Hahnemann sont :

L'homogénéité (1) du remède et l'extrême atténuation de sa substance.

Il oppose une nouvelle maxime (*similia similibus*) à l'ancien aphorisme (*contraria contrariis*).

Il pousse le principe de la division des substances médicinales jusqu'à un degré que la pensée se refuse à saisir et à regarder comme possible.

______

(1) Le mot d'homogénéité ne rend peut-être pas d'une manière complète l'idée qu'il devrait exprimer.

Deux choses peuvent être analogues sans être semblables ; elles peuvent être semblables sans être homogènes. L'idée entière ne me paraît pouvoir être rendue que par l'expression composée d'affinité similaire. Plus les symptômes produits par le remède seront semblables à ceux de la maladie, plus l'affinité du remède avec le mal sera grande, plus il sera homogène au mal.

2

Ces deux principes ont soulevé contre lui le dédain des médecins et l'incrédulité du public. Avant de montrer comment Hahnemann a été successivement conduit par la voie de l'observation et de l'expérience à les découvrir, examinons-les sous un autre point de vue. Voyons si une loi générale peut suffire pour expliquer des phénomènes que le médecin, qui remonte par l'observation des faits aux principes, n'a pu établir comme certains qu'après en avoir recueilli les preuves sur son chemin.

A l'incrédule qui nie que la décillionième partie d'un grain d'une substance médicinale puisse encore conserver de la puissance, Hahnemann demande combien pèse le miasme de la peste; où est-il? quelle est sa forme? Sans doute c'est le réduire au silence; mais ce n'est pas lui donner de conviction. C'est présenter à son esprit deux choses qu'il ne comprend pas, au lieu d'une. Mais l'analyse de ces deux faits ne pourrait-elle pas nous conduire à en trouver le principe? Pour comprendre de pareils phénomènes, il faut observer la nature dans ses plus grandes et ses plus mystérieuses opérations. Les forces les plus puissantes, les plus promptes, les plus incompréhensibles dans leurs effets, ne sont-elles pas celles qui sont le plus dégagées des formes ma-

térielles? L'électricité, le galvanisme, le magné-
tisme, l'attraction, la lumière, le calorique,
ces moteurs si puissans du mouvement et de
la vie de l'univers, se présentent tous à nous
sous une forme pour ainsi dire immatérielle.
Tous les effets dont nous sommes les témoins
ne sont-ils pas, ne doivent-ils pas être le produit d'une loi constante et fondamentale? L'extrême division des substances médicinales n'a-
git-elle pas en vertu de la même loi?

Il y a dans tous les corps une propriété, une
force qui leur est inhérente; cette force, latente
tant qu'elle est enveloppée dans les formes matérielles, ne commence à manifester sa puissance qu'à mesure qu'elle est dégagée de son
enveloppe. Les propriétés inhérentes à une substance quelconque ne se montrent distinctes,
ne deviennent prééminentes, et ne peuvent être
appréciées, que lorsque cette substance a été
dégagée de ce qui lui est étranger.

Le calorique ne devient puissant que quand
il s'échappe des corps dans lesquels il réside la-
tent.

L'or ne montre sa pesanteur et n'acquiert sa
ductilité que quand il est pur.

C'est ainsi que l'homme a su s'emparer de la

vapeur et du gaz devenus aujourd'hui les deux plus puissans agens de son industrie.

Quand nous voyons une force de destruction aussi puissante que l'est le miasme, le germe, le principe de la peste (je ne sais comment le nommer), agir sous une forme presque immatérielle, pourquoi l'esprit se refuserait-il donc à croire à l'existence d'une force préservative sous la même forme? Et quand un atôme impondérable, invisible, insaisissable, suffit pour donner la mort, pourquoi l'homme croit-il qu'il faille une once de matière pour conserver la vie? Le principe conservateur du monde ne doit-il pas avoir au moins la même puissance que le principe destructeur? Cette égalité de force entre deux principes opposés n'est-elle pas nécessaire pour concevoir celui de la durée? S'il ne fallait juger que par analogie, ne faudrait-il donc pas admettre comme une loi constante, que les forces de conservation doivent gagner en puissance, en proportion de ce qu'elles se dégagent de la forme matérielle? En effet, qu'est-ce que la mort? n'est-ce pas la séparation de deux principes opposés, dont la coexistence formait la vie? Ne voyons-nous pas mille causes différentes sous la forme la plus matérielle amener cette sépara-

tion et donner la mort? Le principe conservateur, au contraire, celui de la vie elle-même,
n'est-il pas toujours inaperçu?

L'induction seule pourrait donc conduire à
penser que la division extrême de la substance
médicinale, en la rapprochant davantage de la
forme sous laquelle existe le principe de la vie,
doit lui faire acquérir une d'autant plus grande
force d'action. Mais l'homme, dont l'intelligence
se dégage si difficilement des formes matérielles,
veut apercevoir, veut peser ce principe conservateur, et il ne croit à sa puissance qu'en raison
de son volume.

La matière, dans sa forme grossière, a besoin
pour agir, comme force de destruction, d'une im-
pulsion étrangère; elle ne frappe alors qu'accidentellement; le mal reste comme un fait isolé.
Livrée au principe d'inertie qui la domine, elle
est impuissante.

Quand la force de destruction doit devenir indépendante d'impulsions étrangères et s'élever à
la condition d'une loi générale, uniforme dans sa
marche, constante dans ses effets, qui attaque
sous toutes les latitudes les individualités les
plus différentes, d'après un mode toujours le
même, alors elle se dégage de la forme matérielle; elle est invisible, impondérable; elle de-

vient miasme, et manifeste sa présence sous le caractère de maladie contagieuse, épidémique, miasmatique. Plus ses effets sont grands, instantanés et rapides, plus elle échappe à l'analyse, et plus elle semble alors se rapprocher de ces grandes forces de la nature, qui sont d'autant plus puissantes, qu'elles sont inaperçues.

Et c'est cependant en présence de pareils faits que l'homme veut refuser à la puissance de la conservation le mode d'existence qu'il est obligé de reconnaître à celle de la destruction !

La faiblesse de notre intelligence a toujours besoin d'un guide ; le plus sûr est celui de l'observation ; c'est le fil d'Ariane ; il ne faut jamais le lâcher.

Il y a dans tous les phénomènes de la nature analogie, corrélation.

Le miasme morbifique est la force de destruction réduite à sa plus simple et en même temps à sa plus puissante expression. Sous cette forme d'existence, il n'y a plus rien de complexe dans sa ature. Elle agit alors d'après une loi qui lui est propre, qui fait son individualité, qui ne varie pas dans le mal qu'elle nous cause, et dans la manière dont elle se manifeste à nos yeux.

Ainsi le miasme de la peste reste toujours le même ; ni le temps, ni les lieux ne changent rien

à sa nature et à son activité. Le choléra d'Archan-
gel et de Philadelphie ne diffère pas de celui de
Calcutta.

L'analogie ne nous conduira-t-elle pas à pouvoir admettre comme un fait nécessaire, que la
force de conservation doit exister de la même
manière que celle de destruction, c'est-à-dire
qu'il doit y avoir un atôme curatif, comme il
y a un miasme morbifique ; que cet atôme
curatif agira d'après des lois qui lui sont propres,
toujours constantes, et liées à une substance
déterminée, à une individualité ?

Ainsi l'opposition constante des deux principes, ce grand dualisme du monde, sera soumise
à des lois fixes et invariables ; à chaque émana-
tion de la force du mal, qui apparaît sous une
forme qui lui est propre, il y aura une émana-
tion de la force de conservation jouissant d'un
même principe d'individualité et destinée pré-
cisement à la combattre. Ne faut-il pas en effet
que le plus grand ordre règne dans ce combat,
pour qu'il puisse être perpétuel ? Les lois en
seront donc fixes et déterminées par la nature
elle-même ? La médecine doit donc admettre,
comme premier principe curatif, qu'il peut
exister pour chaque maladie une substance spécifique douée de la propriété de la guérir.

S'il était besoin de prouver que la civilisation est l'état pour lequel l'homme a été créé, on en trouverait encore une preuve dans le fait que ce n'est que par le développement de son intelligence qu'il peut chercher et multiplier les moyens nécessaires à sa conservation. Il les trouvera à mesure que la sphère de ses connaissances s'agrandira, et la mort ne sera que l'inévitable sort de l'être qui doit finir ; mais elle ne viendra pas moissonner dans leur jeunesse des générations entières. Voyez, en effet, les pays où l'intelligence de l'homme a pour ainsi dire cessé; comme les diverses causes de destruction y deviennent plus puissantes à mesure que la civilisation y a diminué! Les maladies y sont permanentes, parce qu'elles n'y sont pas combattues ; le sol mal cultivé y devient chaque jour plus insalubre, et des empires, jadis puissans de tous les genres de force, ne présentent plus que des contrées à peine habitées, où le passage d'hommes plus heureux n'est marqué que par des ruines.

Cependant la science de l'homme est incertaine ; ce n'est donc pas au développement seul de son intelligence que la nature a pu confier le soin de sa conservation ; des lois indépendantes du savoir et de la volonté des hommes y

président. Avons-nous les moyens de reconnaître ces lois ? Et si nous les trouvons, ne devraient-
elles pas servir de base à l'art de guérir? N'est-ce
pas la seule voie qui puisse conduire à lui donner
la certitude d'une science rationnelle? Comment
la nature vient-elle au secours de l'ignorance?
Comment dans l'absence du remède agit le principe de conservation ? Quelle est la loi qui règle
son action ?

Un fait constamment observé pendant les
épidémies, vient de se reproduire d'une manière plus évidente encore partout où a régné le
choléra. Nulle part l'art médical ne peut reven-
diquer l'honneur d'avoir connu le mal et d'en
avoir triomphé. Les secours donnés à propos,
quoique sans méthode certaine, ont sauvé un
très grand nombre de cholériques ; le fait est
indubitable ; je veux donc seulement dire que
les efforts des hommes ont été insuffisans pour
arrêter l'épidémie, et qu'elle n'a cessé qu'en
vertu d'une loi de la nature. C'est la recherche
de cette loi qui m'occupe ; elle ne peut pas être
particulière au choléra : mais comme tous les
phénomènes de cette maladie ont un caractère
beaucoup plus marqué et plus positif que celui
de toute autre épidémie, ou du moins que notre
esprit en a été plus frappé, elle convient da-

vantage au but que je me propose ; je vais donc la décrire telle que je l'ai vue, ét en faire une base de raisonnement.

Dans les premiers jours de l'invasion, la maladie a partout développé un tel degré de violence et de malignité, son cours était tellement précipité, que les secours donnés aux malades ont produit peu d'effet. Dans ce premier période, presque tous mouraient. Les médecins disent que la durée fait perdre au mal de son intensité, qu'alors il leur devient possible d'obtenir d'heureux effets des remèdes appliqués, que chaque jour on parvient à sauver un plus grand nombre de malades, que successivement le mal diminue d'intensité, que les symptômes s'affaiblissent, et que l'épidémie s'éteint en changeant presque entièrement de caractère.

Les lois d'après lesquelles le choléra se transmet et se propage sont encore inconnues. Il a évidemment une force de transmission qui lui est propre, indépendante des conditions atmosphériques et des latitudes. Les médecins sont divisés d'opinions sur la nature de ces lois. Ils sont séparés en deux camps ; les contagionistes, les non-contagionistes. Cette question est mal jugée des deux côtés, parce qu'on veut appliquer des lois connues à une maladie qui ne l'est pas. La question ainsi posée resterait insoluble ; car chaque parti apporte à l'appui de son opinion des faits qui la prouvent ; le monde se divise et meurt également sous l'empire des deux doctrines opposées. La science dispute sans faire un seul pas.

Les uns disent, et ils ont raison de le dire, comment nier la force contagieuse d'une maladie qui, partie d'un seul point de l'Inde, envahit successivement toutes les régions du monde, non pas avec la rapidité qui serait le résultat du mouvement de l'atmosphère, ou de son altération, mais du pas progressif et non interrompu d'un voyageur, qui va ou plus vite ou plus lentement selon la nature des chemins qu'il trouve ou des obstacles qu'on lui oppose ?

Comment croire à la contagion, disent les autres, quand on voit le contact des hommes malades et de leurs effets ne pas donner la maladie, tandis que souvent, dans d'autres cas, la réclusion la plus rigoureuse ne suffit pas pour en préserver ?

Les preuves également fondées en faveur des deux opinions ne doivent-elles pas en faire admettre une troisième ; savoir, que la maladie a les deux caractères de contagieuse et d'épidémique ? Cette double puissance est, en effet, néces-

saire pour comprendre ses immenses invasions ;
un seul des deux principes n'y suffirait pas : la
simple contagion serait arrêtée comme on arrête
la peste ; la simple épidémie n'irait point dans
des directions si divergentes, et ne s'étendrait
pas si loin.

Le choléra a envahi les deux tiers du monde ;
le fait est immense, et cependant il marche encore.
Ni le temps, ni l'espace n'ont fait rien perdre à
la maladie de sa force de propagation, de contagion ou de transmission ; elle arrive partout avec
le même caractère ; elle se manifeste et se développe de même ; elle disparaît de la même manière. On la voit sous l'équateur, entre les tropi-
ques, dans les zones tempérées, elle s'approche du
pôle ; elle est indépendante des degrés de la
température, de l'élévation et de la nature du
sol. Il est impossible d'admettre comme cause
une perturbation de l'atmosphère. Cette cause,
aussi générale qu'elle devrait l'être pour expliquer une immense invasion, pourrait-elle n'être
que successive, ou ne manifester ses effets sur
le monde organique que par l'existence de cette
seule maladie ? Une cause aussi grande, aussi
générale, produirait encore d'autres effets ; nous
aurions d'autres phénomènes à observer. Tout
autorise donc à dire que la maladie est propagée,
apportée, transmise. Sa marche de propagation

progressive prouve qu'elle a besoin de conduc-
teurs. Sa puissance de transmission semblerait
prouver en même temps le triple caractère de
maladie contagieuse, épidémique et miasmatique. Ce dernier caractère ne serait-il pas celui
de période le plus prolongé de la maladie, celui
où elle prend la forme d'un typhus?

Quoi qu'il en soit du mode de transmission, il
est un fait constant; c'est que la maladie, dans
chaque lieu d'invasion, se développe avec une
violence toute nouvelle. Le choléra parti de l'Inde,
après douze ans de voyage, n'a rien perdu de son
caractère primitif. Il a tué en Hongrie, à Péters-
bourg, à Paris, comme il tuait à Calcutta. Il a
diminué de violence partout de la même manière, et a disparu dans des périodes de temps
absolument égaux. Comment se rendre raison
de ce phénomène?

Une fois l'invasion d'un lieu faite, la propagation du mal paraît s'opérer selon les lois d'une
maladie épidémique; ce sont alors les disposi-
tions individuelles qui marquent les victimes.
Éviter le contact ne sert plus à rien ; la réclusion
ne sauve pas, le contact ne compromet point. Il
est prouvé que le mal n'attaque que les personnes
qui ont une prédisposition habituelle ou mo-
mentanée. Cela explique pourquoi la maladie

fait tant de victimes, et avec tant de rapidité, quand elle arrive dans un nouveau lieu. Les premiers malades succombent presque tous, parce qu'ils étaient les individus les plus faibles et les plus prédisposés. On dit qu'après les premiers ravages la maladie perd de son intensité ; la mort est en effet moins prompte alors, et les secours de l'art sont plus souvent efficaces. Mais l'explication la plus naturelle de cette différence n'est-elle pas de dire que le mal diminue quand la force de résistance augmente? Cette explication est cependant insuffisante ; elle ne répond pas à tous les faits. D'où vient l'augmentation de la force de résistance? On a vu, dans les premiers jours de l'invasion, les hommes les plus forts et les plus prudens succomber, tandis que plus tard des individus plus faibles et moins prudens résistaient.

Pendant le choléra, cette contagion épidémique, car il faut la nommer ainsi pour exprimer le caractère qui l'apporte et celui qu'elle développe quand elle est arrivée; pendant le temps, dis-je, que le choléra paraît avoir le plus haut degré de sa puissance de transmission, qui le rend si terrible et si difficile à combattre, la plus petite imprudence de régime suffit pour donner le mal et la mort. Comment se fait-il que cette même imprudence de régime, et même une plus forte, puisse, pendant le période du déclin de la maladie, se commettre avec impunité? N'est-on pas en droit de dire que le mal a véritablement perdu de son intensité, de sa malignité? Et cependant le miasme de cette maladie, en apparence affaiblie, ira se développer dans un lieu voisin avec toute sa première violence! Le même phénomène se reproduit partout.

Il y a là quelque chose que nous ne comprenons pas; il y a des faits qui ont besoin d'un examen plus approfondi.

Il est positif que la maladie est transmise, apportée, n'importe comment. Elle se manifeste toujours de la même manière, avec les mêmes symptômes, avec la même intensité; elle s'affaiblit et disparaît partout également. On ne peut pas admettre l'affaiblissement du miasme; s'il était possible, nous ne verrions pas la maladie, dans ses immenses invasions, conserver le même caractère et la même violence. Elle n'arrive jamais faible; elle ne peut donc jamais d'aucun lieu partir affaiblie.

Aussi, quand on voit une cause donner la mort dans le premier période de la maladie, et rester indifférente lorsqu'elle est à son déclin, je crois que rien n'autorise à dire que le caractère du mal soit changé et qu'il ait perdu de son intensité.

Il faut donc que ce soit l'état·de l'homme qui ait été changé et modifié.

Que se passe-t-il pendant la durée d'une épidémie? J'invite tous ceux qui viennent de traverser celle du choléra, dans quelque lieu que ce soit, à se rappeler ce qu'ils ont éprouvé. Pour moi, je dirai que j'ai ressenti tous les premiers symptômes du choléra, tellement prononcés, que je les aurais pris pour la maladie elle-même, si j'en avais alors connu l'existence dans la ville que j'habitais. J'ai eu des vomissemens, des crampes, un refroidissement subit et fréquent des pieds et des mains, un sentiment permanent de plénitude douloureuse dans le creux de l'estomac, et de fréquentes envies de vomir. Je regardais cet état comme une indisposition fortuite et peu grave, jouissant habituellement d'une bonne santé; je ne fis autre chose que d'observer un régime et de me tenir chaudement. Mon système nerveux était irrité, et me rendait toute occupation prolongée impossible. C'était l'été; je profitai donc de cette circonstance pour me promener davantage. Quelques cas isolés du choléra avaient eu lieu; on les tenait encore secrets. Je me trouvais depuis deux semaines dans cet état quand l'invasion de la

maladie se manifesta dans plusieurs quartiers à
la fois, et devint violente. Je m'expliquai ce que
je venais d'éprouver ; mais je me sentais déjà
mieux. Je traversai toute la durée de la maladie
sans prendre d'autre précaution que celle d'un
régime diététique plus régulier, et je ne ressentis
plus son influence. Presque tout le monde, soit
peu de temps avant l'épidémie, soit pendant sa
durée, a éprouvé de pareilles altérations.

L'histoire du choléra est la même partout ; son
approche est annoncée par des symptômes analogues. Quelques cas isolés constatent d'abord sa
présence. Le nombre des malades augmente lentement ; mais, tout-à-coup, le mal se manifeste
d'une manière générale. C'est environ du quin-
zième au trentième jour que l'épidémie se montre
tellement envahissante que les secours deviennent
insuffisans. Les guérisons dans ce période de
temps sont difficiles ; c'est celui pendant lequel
tout le monde sent d'une manière très sensible
l'influence de la maladie. On dit alors que c'est
le période de la plus grande malignité. Cependant ce moment de la plus grande malignité est
voisin de celui où la maladie perd de sa violence.
La diminution du mal ne se fait pas suivant
une progression lentement décroissante ; elle est
presque instantanée.

Il s'est passé quelque chose qui a produit ce changement ; mais quoi?

Le moment où il y a le plus grand nombre de malades devrait être nécessairement celui où les causes de propagation, de quelque nature qu'elles puissent être, ont aussi le plus de force, soit par le caractère de plus grande malignité, soit par le nombre des malades. La cause du mal augmentant, le mal devrait donc aussi augmenter dans une progression continue, et ne s'arrêter que par défaut de victimes. Nous voyons cependant un résultat contraire. Sans transition progressive, sans cause apparente, quand au contraire toutes les causes sembleraient se réunir pour devoir augmenter la force de propagation, tout-à-coup l'épidémie s'arrête, et perd à la fois sa force en nombre et en intensité. Le changement qui s'est opéré n'est évidemment pas celui de la maladie ; son caractère ne change pas : ce changement n'est pas local, fortuit, accidentel ; il se manifeste partout de la même manière, à la même époque de l'épidémie : il doit donc être le résultat *d'une loi générale, constante et positive, d'une loi inséparable du mal lui-même.* Ce phénomène n'est pas particulier au choléra, il appartient à toutes les épidémies ; mais il se manifeste dans le choléra d'une manière plus marquée; il est reconnu, mais inexpliqué.

Les gouvernemens ont rempli un devoir paternel en demandant aux médecins comment le mal arrivait, afin de savoir comment il serait possible de l'empêcher d'arriver. Mais à présent que l'invasion n'a pu être empêchée nulle part, la seule question dont il soit utile de s'occuper, est celle de savoir pourquoi le choléra cesse et en vertu de quelle loi?

Est-il admissible que le moment du plus grand développement et de la plus grande intensité soit celui où, en vertu d'une loi générale, la maladie puisse tout-à-coup perdre à la fois sa force de propagation et son degré de malignité? Il n'y a pas, dans le mal lui-même, une seule propriété qui puisse conduire à expliquer ce phénomène. Ce n'est pas l'affaiblissement du miasme; si cette raison était admise, il faudrait alors expliquer comment il serait possible que la maladie partie de l'Inde conservât, après un aussi long période de temps, et à une aussi grande distance de son point de départ, son caractère primitif. Ce phénomène ne peut pas être produit par un changement de la maladie, puisque la nature de celle-ci ne change pas. Il ne peut pas être produit par des causes accidentelles et variables, telles que celles qui dépendraient de l'état de l'atmosphère et de la température, puisqu'il a toujours lieu de la même manière. Il doit donc nécessairement dépendre d'une cause fixe, et puisque cette cause ne peut pas être trouvée dans la maladie, ni dans les circonstances toutes variables qui l'environnent, il faut bien la chercher dans l'homme, le seul sujet qui puisse donner un résultat fixe et l'élever à la condition d'une loi générale. Il faut donc, pour expliquer ce phénomène, étudier le rapport qui doit nécessairement s'établir entre l'homme et la maladie. Posée de cette manière, et je ne crois pas qu'on puisse l'envisager autrement, la question se simplifie, elle se rattache aux principes généraux de l'existence de l'homme.

Le principe de la mort est placé dans le germe même de la reproduction, qui est le principe de la vie; leur co-existence est soumise à un principe de durée limitée, qui a des lois particulières de conservation; ces lois de conservation sont les moyens de la lutte des deux principes. Il y a inséparabilité tant qu'il y a vie, car le moment de la séparation des deux principes est ce que nous appelons la mort; c'est celui où les lois de conservation ont usé leur puissance ou accidentellement suspendu leur action. Si les conditions de la vie existaient séparées, il pour-

rait se faire que l'être vivant ne mourût point
s'il ne rencontrait jamais les conditions de sa
destruction. Si, au contraire, celles de la maladie existaient seules en lui, l'être vivant cesserait
à l'instant même d'exister. Le double concours
de deux forces opposées, dont l'action doit toujours être simultanée, serait impossible à concevoir si elles étaient séparées. Les voies de la
nature sont toujours simples et assurées. Pour
qu'il y ait certitude de produire des résultats
toujours les mêmes et toujours réguliers, c'est
donc dans le principe même du mal que sera
placée la force qui lui est opposée, comme c'est
dans le germe même de la vie qu'est placé le
principe de la mort. Ainsi, quand le mal arrive,
il porte avec lui le principe des bornes qu'il ne
dépassera pas.

En effet, que se passe-t-il pendant le cours
d'une épidémie? C'est au moment où la maladie
paraît avoir atteint un développement de force
de propagation et de malignité que rien ne
paraîtrait pouvoir arrêter, et qui devrait, d'après
les lois de la maladie seule, augmenter progres-
sivement de puissance, que son action cesse. Il
est évident que c'est ici l'état de l'homme qui a
été changé et modifié. Des causes accidentelles
et variables ne peuvent pas produire un effet qui

est toujours le même. Parmi les causes agissantes sur l'homme, la seule qui ne varie pas est la maladie; parmi les forces qui peuvent opposer de la résistance à la maladie et modifier son intensité, la seule qui ne varie pas est l'homme. Un phénomène constant, positif, toujours le même, devra donc nécessairement être produit par le rapport qui s'établit entre les deux seules causes qui ne sont pas variables, la maladie et l'homme; tout le reste est fortuit, accidentel, et ne pourrait jamais élever un phénomène quelconque à la condition d'une loi constante et générale. Si j'ai prouvé, comme je crois l'avoir fait, qu'il soit inadmissible que la maladie perde de sa puissance dans le moment même où, d'après toutes les lois physiques, elle devrait au contraire acquérir une augmentation progressive et indéfinie de force, de propagation et de malignité, il faut alors bien admettre que c'est l'homme qui a été modifié; c'est sa force de résistance qui a été augmentée. Or, ce fait, pour être constant et donner un résultat que nous voyons se manifester comme celui d'une loi générale, doit être produit par la seule force qui est toujours la même; il n'y en a pas d'autre que la maladie. C'est donc la maladie qui par son influence sur l'homme le modifiera de manière à ce qu'il puisse lui opposer une plus grande force de résistance et qu'il perde cette susceptibilité en vertu de laquelle le mal se communique à l'organisme. La nature agit ici par inoculation, et il faut bien qu'il en soit ainsi; car, sans cela, l'épidémie, gagnant toujours plus de puissance par la progression de son développement, finirait par tout détruire.

Le docteur Broussais, dans les leçons qu'il a données à l'hôpital du Val-de-Grâce, sur le choléra, au mois d'avril 1833, a établi les propositions suivantes :

Qu'il n'y a pas d'exemple qu'un choléra-morbus abandonné à lui-même se soit terminé par la guérison;

Que le choléra est une des maladies qui peuvent le mieux prouver la puissance de la médecine;

Que les sujets bien portans, attaqués du choléra, sont facilement guéris lorsque la maladie a été prise de bonne heure.

Il demande si, dans le cas où le choléra serait arrêté dans son début par une médication appropriée et bien convenable, on serait en droit, d'après les règles de la bonne logique, de faire une maladie particulière de ces sortes de cas.

Il répond que non; car, sans l'intervention du médecin, cette maladie serait devenue le choléra dans sa plus grande intensité.

Le docteur Broussais dit que, cinq semaines

environ avant l'apparition du choléra , il avait vu
se développer, à l'hôpital qu'il dirigeait, une
grande susceptibilité dans l'appareil de la diges-
tion , que les convalescens devaient être soumis à
un régime différent, et plusieurs maladies à un
traitement différent.

Cette susceptibilité, que le docteur Broussais
n'a observée que chez des individus déjà malades,
a existé pour les populations entières des lieux
envahis par le choléra. Les seuls individus chez
lesquels ces premiers symptômes se sont déve-
loppés jusqu'à un véritable état de maladie ont
réclamé les secours de l'art. Les médecins n'ont
donc pas observé la résistance naturelle qu'un si
grand nombre d'hommes bien portans ont opposée avec succès à la maladie.

C'est ce degré, qui n'est déjà plus la santé, sans
être encore la maladie, qui me paraît être le
travail préservatif de la nature. Ne serait-il pas
digne d'attention ?

En effet, une maladie qui possède une puissance de propagation aussi grande que le choléra,
doit exercer sur la masse des hommes une influence d'autant plus grande et plus générale ;
cette influence a des degrés qui varient depuis
la plus légère altération de la santé jusqu'à
l'état qui donne la mort. Il y a dans cette série

d'effets des degrés qui deviennent préservatifs; c'est le principe de l'inoculation, c'est celui qui fait cesser la maladie. Ce qu'il y a d'admirable dans cette opération de la nature, c'est que la cessation du mal est d'autant plus instantanée que sa vivacité est grande et sa force de propagation puissante. Ne devons-nous pas y trouver l'espoir que cette maladie ne peut nulle part être permanente et devenir endémique?

Si cette argumentation peut conduire à faire penser que ce soit en effet un procédé semblable à celui de l'inoculation qui mette des bornes aux ravages d'une épidémie, ce fait, riche des conséquences que je cherche, ne pourrait trop en lui-même se recommander à la méditation des médecins.

Sans même admettre qu'il puisse devenir possible à l'homme de s'emparer du travail préservatif de la nature, il suffirait de reconnaître qu'il existe, pour en tirer le plus grand avantage. Il pourrait en résulter une modification importante dans les précautions à prendre en cas d'épidémie, et dans le régime à suivre. Au lieu de se soustraire à l'action de l'atmosphère que l'on croit imprégnée de miasmes épidémiques, il faudrait seulement chercher, par un régime convenable, à favoriser le travail préservatif de la nature, en éloignant toutes les causes qui peuvent contribuer à donner au mal le développement qui le rend mortel.

Il y a un dicton vulgaire que l'on débite sans l'avoir médité et sans en avoir pénétré le principe, ni mesuré les conséquences. Quand un individu arrive dans un pays qui lui est étranger, et qui diffère essentiellement de celui qu'il habitait, il souffre de ce changement ; on dit alors qu'il n'est pas encore *acclimaté ;* cela veut dire qu'il est sensible à toutes les conditions nuisibles d'une atmosphère qui lui est nouvelle. On le dit *acclimaté*, quand il peut, comme les indigènes, résister à ce que cette nouvelle atmosphère avait de dangereux pour lui.

Comment procède la nature dans cette circonstance ? par le même principe. Elle inocule, par une légère altération de la santé, le mal que pourrait produire l'atmosphère, et l'organisme cesse d'être sensible à des conditions atmosphériques qui, dans leur nouveauté, pouvaient lui devenir nuisibles. L'homme est acclimaté.

C'est ainsi que, dans les mains de la nature, le miasme morbifique devient un moyen curatif.

N'avons-nous pas d'utiles enseignemens à recueillir de ces faits ? n'y trouvons-nous pas les deux principes sur lesquels repose l'homœopathie ?

L'homogénéité du remède, la division de la substance médicinale jusqu'à sa réduction en atôme.

Il est impossible à l'homme de s'emparer du miasme même d'une maladie pour en faire, comme le fait la nature, un moyen de préservation et de guérison. Cette opération n'a encore eu lieu qu'une seule fois par l'inoculation de la petite vérole. Pour agir dans ce système, il est donc nécessaire de chercher une substance douée de la propriété de produire des effets semblables à ceux que le miasme même aurait produits. La vaccine a été le premier exemple de ce procédé (1).

Cette recherche a été la plus longue et la plus difficile étude à laquelle Hahnemann ait senti le besoin de se livrer.

Chaque fait dans l'ordre naturel se rapporte à une cause générale. Un observateur habile n'en

(1) En parlant de la vaccine, je crois utile de citer les expériences récentes qui ont été faites par le docteur Gross, et qui lui ont donné la preuve des résultats suivans :

Le vaccin, préparé et donné comme remède selon la méthode homœopathique, s'est montré un spécifique puissant pour guérir, dans peu de jours, la petite-vérole naturelle parvenue à son entier développement.

Ce remède a fait disparaître dans un période de temps

laisse donc échapper aucun. Il faut suivre le médecin dans le développement expérimental de son système ; nous y trouverons en faveur des principes de l'homœopathie des preuves qui seront d'accord avec celles que nous avons cher-

très court les premiers symptômes de la petite-vérole , et en a prévenu le développement.

Il s'est donc montré préservatif contre un mal déjà indiqué par ses premiers symptômes , et curatif de ce même mal déjà développé.

Le docteur Gross ne doute pas que le vaccin employé de la même manière ne soit suffisant pour remplacer la vaccination.

Des expériences ultérieures compléteront ses premiers essais , et donneront une preuve de plus que le principe de l'inoculation est une des lois de conservation de la nature.

Le célèbre docteur Frank , déjà vieux quand l'inoculation de la petite-vérole fut trouvée, disait qu'il ne doutait pas qu'on ne parvînt à découvrir le moyen d'appliquer cette méthode à un grand nombre de maladies , mais qu'il ne vivrait pas assez long-temps pour être témoin de ses progrès.

Le docteur Hahnemann a fait de ce principe d'inoculation la base de sa doctrine ; car le remède homogène, c'est-à-dire celui qui produit des symptômes semblables à ceux de la maladie qu'il doit guérir, n'est autre chose qu'une inoculation. D'après les premières expériences faites sur ce procédé, il n'était regardé que comme un moyen préservatif. Le docteur Hahnemann a prouvé par l'expérience qu'il était aussi un moyen curatif.

chées dans les lois générales de la nature.

Hahnemann avait observé que le mal produit par le froid ne peut se combattre que par le froid. Un membre gelé est perdu si on l'expose à l'action du feu ; c'est par l'eau froide et la glace qu'on lui rend la vie.

Au contraire, un verre d'eau à la glace a souvent donné la mort à celui qui le boit étant trop échauffé.

De même, une brûlure devient dangereuse si on la traite par l'application des corps froids.

On guérit un estomac dérangé, en le dérangeant momentanément davantage par un vomitif.

L'excès du mercure produit des phénomènes semblables à ceux du mal à la guérison duquel on l'emploie.

L'observation de ces faits et de celui de l'inoculation et de la vaccine a fait penser à Hahnemann que le principe curatif de la nature pourrait bien être celui de l'homogénéité plutôt que celui de l'opposition ; que par cette dernière méthode suivie depuis si long-temps, et cependant toujours incertaine, toujours conjecturale, on établissait, en comprimant la nature, un véritable combat singulier entre le mal et le remède ; que quand le malade ne succombait pas dans le moment de la lutte, bien des parties du champ clos se trouvaient renversées, ébranlées ou au moins dérangées, et qu'une longue et souvent incertaine convalescence avait peine à les rétablir; que l'homogénéité au contraire, procédant par similitude et par assimilation, ne devait pas produire une lutte si souvent dangereuse.

De même que la glace guérit le mal qu'a produit le froid, que le vomitif guérit l'estomac qui a envie de vomir, etc., etc., de même le remède homogène, comme l'inoculation et la vaccine, devra pouvoir produire des symptômes semblables à celui du mal qu'il doit guérir. C'est donc à la similitude des symptômes qu'il sera possible de reconnaître le remède spécifique.

Hahnemann, d'après l'ordre des nouvelles idées qu'il venait d'acquérir, a donc senti le premier la nécessité de connaître, avec une entière exactitude, la vertu propre à chaque substance médicinale. Il a reconnu que les observations faites jusqu'à lui étaient insuffisantes pour parvenir à cette exactitude; car les effets produits par les remèdes n'ayant jamais été observés que combinés avec ceux qui sont produits par un état de maladie, il avait été impossible de séparer les symptômes et de distinguer ceux qui appartenaient à la maladie de ceux qui avaient été produits par la substance médicinale seule. La vertu curative n'apparaissait donc jamais d'une manière assez isolée pour être distincte, et son emploi n'était que le résultat d'expériences incomplètes. Il n'y avait donc jamais rien eu de positif dans l'examen de la vertu curative des substances médicinales et de la nature de leur action. La recherche du rapport entre le mal et le remède n'avait donc jamais été faite de manière à donner un résultat distinct; et c'est cependant ce rapport qui doit servir de base à l'art de guérir, si l'on veut lui donner un plus haut degré de certitude.

Hahnemann a donc cru reconnaître deux autres nécessités.

La première, d'employer toujours les substances médicinales simples et sans mélange; car, étant à la recherche des spécifiques, et devant admettre qu'ils ne pouvaient exister que dans des substances simples, il se serait éloigné du principe qu'il avait posé en les mélangeant.

Comment eût-il été possible de parvenir à connaître la vertu curative propre à chaque substance, si jamais elle n'eût été employée seule? De deux choses l'une : ou les substances mélangées ont de l'analogie entre elles et produisent des effets semblables, alors que gagnet-on à leur mélange? Ou elles sont entre elles dans des rapports opposés, ou tout au moins différens ; mais alors sait-on, jusqu'à quel point la vertu curative propre à chacune dans son état d'isolement se trouvera changée, affaiblie, ou neutralisée par le mélange ?

Après avoir chargé la pharmacie de faire une composition chimique de plusieurs substances, on charge l'organisme du malade d'en faire la décomposition et de produire simultanément les différens effets que l'on croit être la propriété de chacune d'elles. Mais sait-on comment il parviendra à faire cette opération ? Et comment l'estomac qui en est chargé, puisque c'est à lui qu'on adresse le mélange, agira-t-il sur les différentes parties qui le composent ?

Parce que les symptômes d'une maladie sont complexes et trahissent la souffrance de plusieurs organes à la fois, on a recours à des moyens curatifs complexes. L'on augmente ainsi les difficultés de l'observation par le mélange des remèdes.

Si tout état de maladie a une cause primitive unique, si le mal est simple dans son principe, s'il n'est complexe que dans ses conséquences, la vertu du remède spécifique étant de faire disparaître le principe, les phénomènes secondaires disparaîtront, quand la cause qui les produit aura cessé.

Pour juger de la propriété d'une substance médicinale, Hahnemann a donc regardé comme seconde nécessité d'observer les effets qu'elle produirait sur un individu en état de santé; tous les symptômes qui se manifestent sont alors le produit certain de la substance médicinale seule, et désignent le mal à la guérison duquel la nature l'a destinée.

L'état de maladie est un état d'irrigation pendant lequel tout l'organisme acquiert un bien plus haut degré de susceptibilité (de réceptivité). Telle chose indifférente en état de santé devient une imprudence grave pour le malade , et lui donne souvent la mort. Il faut bien admettre que l'organisme dans cette situation soit aussi sensible au principe de conservation qu'à celui de la destruction ; sans cela toute maladie serait mortelle. Ainsi la plus petite substance médicinale, quand elle est le spécifique que demande la nature , produira un bien qui ne sera pas dû à son volume, mais à son affinité avec la maladie et à la force d'absorption que cette dernière donne à l'organisme, quand son mouvement n'est pas comprimé par la quantité du remède.

Ce besoin d'affinité et cette puissance d'absorption se manifestent quelquefois chez le malade par le désir de la substance qui viendra soulager la nature; il en donne lui-même l'indication, et les médecins sages ne s'y montrent pas opposés.

Cette sorte d'instinct est donc une loi de la nature qui se manifeste chez l'individu doué d'une organisation moins matérielle, ou chez lequel l'état de maladie produit cette puissance nerveuse, si riche en phénomènes encore inexpliqués.

Ainsi la vertu du remède spécifique est d'agir par affinité et par assimilation; une absorption douce et facile favorise le travail de la nature. Une dose forte, au contraire, agit par perturbation; elle attaque, elle trouble la nature; quand elle guérit, c'est à la manière des orages, qui ramènent le beau temps, il est vrai, mais après avoir fait des ravages; et peut-on d'avance mesurer les dommages que causera l'orage qu'on a soi-même suscité?

Plusieurs raisons se réunissent donc pour produire ce phénomène de la puissance du remède donné selon les préceptes de l'homœopathie : 1° la simplicité de la substance; 2° le dégagement de la force curative de son enveloppe matérielle; 3° l'isolement de la substance de tout ce qui pourrait affaiblir ou neutraliser son action; 4° l'affinité qui doit exister entre la maladie et le remède, et la puissance d'absorption et d'assimilation de l'organisme malade pour le remède qui lui est propre; 5° l'irritabilité de l'état maladif, qui produit un plus haut degré de susceptibilité, une plus grande force de réceptivité, et augmente l'action du remède en raison inverse de son volume.

Hahnemann a fait des expériences déjà multipliées; toutes continuent à prouver les principes qu'il avait su déduire de ses premières observations, et qu'il a posés comme base de sa méthode. Depuis plus de vingt ans des médecins élevés à son école pratiquent la médecine selon ses principes. De nombreuses guérisons attestent chaque jour davantage combien cette nouvelle doctrine est digne de l'attention des médecins. Cependant elle n'est que tolérée par les gouvernemens; les écoles de médecine n'en tiennent aucun compte; les médecins la repoussent comme une hérésie; c'est une nouveauté sans base, disent-ils; elle passera comme ont passé d'autres systèmes. Les malades soulagés en deviennent les seuls apôtres; ils affirment sans comprendre ils croient.

Si la doctrine est vraie, elle finira par triompher de la légèreté avec laquelle on la traite, ou des obstacles qu'on lui oppose ; mais cette marche est trop lente quand il s'agit d'une chose qui pourrait devenir si positivement utile. Les esprits éclairés ne devraient donc pas condamner sans examen.

Des faits observés, quelque nombreux qu'ils puissent être, ne sont que du savoir; ils ne s'élèvent à la condition de science que quand les lois qui les produisent ont été découvertes. C'est par cette raison que l'on dit l'art, et non pas la science de la médecine; l'art de guérir ne se compose, en effet, que de la compilation de toutes les observations connues; les précédens font la règle; les résultats le plus souvent obtenus sont les exemples, et les moyens employés le précepte. Cela explique pourquoi tant de systèmes se combattent et se succèdent. Il est en effet extraordinaire que les auxiliaires indispensables de l'art de guérir, comme la chimie, la botanique, l'anatomie, soient de véritables sciences, tandis que la médecine reste livrée aux inspirations plus ou moins heureuses de ceux qui la professent. L'instruction la plus étendue, dans le système actuel, ne peut jamais avoir un résultat positif; elle développe les facultés nécessaires pour mieux saisir le caractère d'une maladie, elle donne un plus haut degré de certitude au coup d'œil, mais elle laisse cependant la médecine un art conjectural.

L'homœopathie, jusqu'à ce jour, ne se compose, de même que l'ancienne médecine, que d'un corps d'observations. Hahnemann, il est vrai, obtenant toujours les mêmes résultats par les mêmes moyens, les a proclamés comme lois; il a écrit l'*Organon;* mais il ne puise les preuves de ces lois que dans les résultats eux-mêmes. Cela ne suffit pas pour combattre avec un succès décisif d'autres résultats, qu'une plus longue expérience enseigne comme préceptes. La lecture des œuvres de Hahnemann est donc insuffisante pour convaincre.

Plus un médecin est habile, plus il croit avoir trouvé dans l'étude de toute sa vie les moyens de sauver ou au moins de soulager les hommes; plus aussi son esprit se refusera à croire à la vérité de principes entièrement opposés à ceux qu'il professe. Le hasard seul, ou un très grand désir de connaître, peut donc, en le rendant témoin des résultats obtenus par la méthode homœopathique, commencer à fixer son attention, et c'est alors, par la voie des expériences, qu'il peut arriver successivement à un changement de doctrine. Mais cette voie est lente, parce qu'elle est individuelle; il faut, en effet, un esprit bien docile aux conseils de l'observation et un dépouillement bien complet de la vanité de l'homme, pour renoncer à tous les principes d'une profession longuement et difficilement apprise.

Cela explique pourquoi la méthode homœopathique, suivie en Allemagne depuis vingt ans par un nombre de médecins qui augmente chaque jour, est si peu répandue en France et en Angleterre. Il faudrait donc encore appeler l'examen sur un autre terrain que celui de l'observation.

Nous avons, en toute chose, besoin de deux opérations pour obtenir la certitude d'avoir trouvé la vérité. L'abstraction seule conduit souvent à l'erreur. C'est l'histoire de toute philosophie qui ne veut reposer que sur le raisonnement; les faits seuls ne sont que de l'empirisme; de nouveaux faits font changer les doctrines.

Le mouvement du monde, tel que nous le voyons, repose sur deux principes, celui de la conservation et celui de la destruction. Il y a équilibre dans leur lutte; le principe de la conservation ne succombe que dans l'individu; sa durée est limitée; c'est par le renouvellement de l'individu que l'espèce continue à exister.

Tout ce qui a vie doit finir. Le problème de la médecine n'est donc pas d'une manière absolue d'empêcher de mourir ; elle ne peut qu'éloigner les causes qui ne sont pas encore suffisantes pour donner la mort, mais qui pourraient déjà le devenir, si elles n'étaient pas combattues [1].

La nature a donc des lois différentes de conservation ; celles qui conservent l'espèce, celles qui conservent l'individu. Les premières, illimitées, sont hors de notre portée ; les secondes, si nous pouvions parvenir à les découvrir, devraient devenir la base de l'art de guérir. L'étude devrait donc se vouer à cette recherche, mais elle a jusqu'à présent suivi une autre route.

On a toujours cherché à approfondir la nature des maladies et à trouver les causes qui les produisent ; elles resteront cependant toujours le plus grand des mystères. En vertu de quelle loi ont-elles un caractère si positivement individuel qu'elles se reproduisent sous une forme toujours la même ? Quel est le principe de la périodicité de la fièvre et de l'extrême variété à laquelle cette périodicité est soumise ? Ce sont là des questions insolubles.

Ma pensée sur cette matière se résume par ce que j'ai dit du choléra. Tous les médecins se sont

---

[1] Il ne s'agit pas dans cette discussion des maladies qui proviennent d'un vice organique ; celles-là ne peuvent pas être guéries ; elles ne peuvent être que soulagées.

empressés de rechercher comment il arrivait, comment il agissait sur l'organisme, et l'on ne s'est pas encore occupé de la question de savoir comment il cessait, par quelle loi il a cessé partout de la même manière. Il est cependant évident que les causes naturelles qui font cesser une épidémie, doivent être plus en rapport avec les moyens de la guérir que celles qui l'apportent.

Si l'argumentation que j'ai faite sur cet objet pouvait ne pas être renversée, elle prouverait par la voie de l'analyse les deux principes sur lesquels repose toute la doctrine homœopathique, et que le docteur Hahnemann a su trouver par la voie de l'expérience.

Ne serait-ce donc pas la vérité?

Cette question ne me paraît pas avoir encore été posée comme je viens de le faire. La solution peut en être utile. Je n'hésite donc pas à la livrer à la discussion des hommes appelés par leurs connaissances à juger de pareilles matières.